AF205950

Darmreinigung und Darmsanierung

GANZ NATÜRLICH UND EINFACH

Mirabella Konken

Warum Sie dieses Buch unbedingt lesen sollten

Für Ihre Gesundheit und das Wohlbefinden von Körper und Psyche, ist ein gesunder Darm enorm wichtig. Er ist in zahlreichen Prozessen des Körpers involviert und spielt deshalb eine sehr große Rolle. Das Bewusstsein auf die Gesundheit hat sich in den letzten Jahren stark ins Positive entwickelt, die Qualität der Lebensmittel leider ins Negative.

Es gibt es zahlreiche Möglichkeiten wie Sie Ihren Darm gesundhalten oder den Wiederaufbau Ihres Darms in Angriff nehmen können. Ebenso ist es möglich, mit der Darmreinigung und der anschließenden Darmsanierung überflüssige Pfunde zu verlieren, wie das geht, wird Ihnen hier beschrieben.

In diesem Buch werden Ihnen außerdem die Möglichkeiten und Methoden zur Darmsanierung und der anschließenden Ernährung nähergebracht, die auch Sie zu Hause anwenden können. Eine anschließende Leberentgiftung bietet eine ganzheitliche Körperentgiftung.

Eine ausgewogene Ernährung ist der Grundbaustein für einen gesunden und fitten Magen-Darm-Trakt.

Welche Lebensmittel, Kräuter und Gewürze Sie in Ihrer gesunden Ernährung und während der Darmsanierung positiv unterstützen können, finden Sie in diesem Buch.

Wie Sie wissen, ist Bewegung und die ausreichende Flüssigkeitsaufnahme für das Wohlbefinden und die Gesundheit von großer Bedeutung. Hier werden Ihnen zudem verschiedene Übungen erklärt, wie Sie sich und Ihre Verdauung in „Schwung" halten und welche negativen Auswirkungen Bewegungsmangel und der Mangel an der ausreichenden Flüssigkeitsaufnahme für Sie und Ihren Körper hat.

Übersicht

Warum Sie dieses Buch unbedingt lesen sollten. 3

Die Entstehung von Darmproblemen – ein großes Thema unserer heutigen Gesellschaft................... 8

Wie ist eine normalfunktionierende Darmflora aufgebaut und welche Funktionen hat sie 11

Was ist eine Darmreinigung und was sollten Sie beachten 13

Warum eine Darmreinigung auch für Sie sinnvoll ist.. 14

Wie wird eine Darmreinigung durchgeführt und welche Methoden gibt es 16

Glaubersalz, Bittersalz 16

Colon-Hydro-Therapie 17

Orthograde Darmspülung.................................... 17

Natürliche Mittel zur Darmreinigung/sanierung im Überblick und deren Durchführung 19

Flohsamenschalen mit viel Wasser 19

Bentonit – das vulkanische Tonmineral 21

Rizinusöl mit Zitrone 23

Apfelessig – ein altbekanntes Mittel 26

Heilkräuter und Gewürze – die auch in Ihrem Garten wachsen können 27

Bitterstoffe – ein traditionelles Mittel bei Darmproblemen 28

Bauchmassage 29

Bürstenmassage 33

Die Leber und wie Sie dieses Multitalent entgiften können 35

Die Leber ganzheitlich reinigen 38

Basenüberschüssige Ernährung zur Leberreinigung 39

Leberreinigung durch die Darmreinigung 40

Leberreinigung mit Probiotika 41

Wichtigkeit von Bitterstoffen 41

Leberreinigung mit Curcumin 42

Leberreinigung mit Mariendistel 43

Mit Artischockenextrakt die Leber entgiften .. 44

Spezielle Lebensmittel die Sie bei der Reinigung einsetzen können 45

Knoblauch 45

spezieller Leber- und Kräutertee 46

Rettich-, Radieschen- und Brokkoli-Sprossen 46

Was Sie während und nach der Darmreinigung
beachten sollten... 48

Wie Sie nach der Reinigung und im Allgemeinen
die Darmflora wieder aufbauen können 50

Was ist eine Darmsanierung 52

Was bewirkt eine Darmsanierung..................... 52

Abnehmen durch die Darmreinigung 55

Die optimale Ernährung während der
Darmsanierung 57

Warum Sie Vollkornmehlprodukte statt
Weißmehlprodukte zu sich nehmen sollten ... 60

Warum pflanzliche Produkte wichtiger für
unseren Körper sind als tierische 63

Mineralien, Spurenelemente, Ballaststoffe –
sind diese wirklich notwendig und welche
Aufgaben haben sie 66

Welche Kräuter und Gewürze zu einer
gesunden Darmflora beitragen können........... 71

Trinken - das A und O 85

Weshalb ausreichende Bewegung auch für den
Darm von großer Bedeutung ist 89

Wie geht es weiter 94

Die Entstehung von Darmproblemen – ein großes Thema unserer heutigen Gesellschaft

Die Darmflora ist in der heutigen Zeit leider von vielen Faktoren bedroht. Neben Alkohol, der Ernährung, Drogen und dem allgemeinen ungünstigen Lebenswandel verändern besonders Antibiotika als auch Cortison, Säureblocker (auch bekannt als „Magenschutz") sowie die nicht-steroidalen Entzündungshemmer (ASS, Ibuprofen, Diclofenac)negativ die Darmflora.

Entstehungen von Magen- und Darmproblemen werden hierdurch begünstigt.

Sie haben sicherlich auch schon gehört, dass Antibiotika die Darmflora teilweise zerstört und auch die nützlichen Bakterien abtötet. Das natürliche Gleichgewicht kann sich oftmals erst nach mehreren Monaten wieder regenerieren.

Ist die Darmflora geschädigt, ist auch automatisch die körpereigene Abwehr geschwächt. Im Körper herrscht dann sozusagen „Tag der offenen Tür" für Krankheitserreger.

Eine proteinreiche Ernährung erhöht das Risiko, chronisch-entzündliche-Darmerkrankungen (CED) zu entwickeln. Je mehr tierisches Eiweiß Sie zu sich nehmen, desto mehr wird der Darm beansprucht und die Wahrscheinlichkeit auf eine Erkrankung des Darms nimmt wesentlich zu. Wissenschaftler analysierten die Ernährungsweise von 67000 Menschen im Alter von 40 – 67 Jahren, 77 der Teilnehmer entwickelten eine CED. Die Wissenschaftler sind auf einen Zusammenhang zwischen CED und der erhöhten Aufnahme an tierischen Proteinen gestoßen. Nicht nur der Fleischverzehr, sondern auch der erhöhte Konsum von Fischproteinen sei dafür verantwortlich. Sie vermuten, dass die bei der Verdauung von tierischen Proteinen entstehenden giftigen Stoffwechselprodukte, wie zum Beispiel Ammoniak und Schwefelwasserstoff dafür verantwortlich sind. Zudem beeinträchtigt eine eiweißreiche Ernährung die Balance der wichtigen Darmbakterien. Doch Fleisch und Fisch sind nicht das einzige Problem, wer kennt es nicht, abends gemütlich auf der Couch nochmal Schokolade und ein paar Gummibärchen zu essen? Doch die Menge macht's auch hier. Wenn Sie große Mengen Zucker zu sich nehmen oder bestimmte Fette wie zum Beispiel Omega-6-Fettsäuren aus tierischen Fetten oder Sonnenblumenöl, erhöhen Sie ebenso das Risiko an einer chronisch-entzündlichen-Darmerkrankung zu erkranken.

Aber nicht nur die ungesunde Ernährung, sondern auch wie und wieviel Sie essen und Sie sich bewegen ist ein wichtiger Aspekt. Viel Sitzen verlangsamt die Darmmotorik. Auch schnell runtergeschlungenes Essen, Stress und fehlende oder unzureichende körperliche Bewegung belasten Magen und Darm.

Wie ist eine normalfunktionierende Darmflora aufgebaut und welche Funktionen hat sie

In dem Darm befinden sich mehr als 400 verschiedene Bakterienstämme, diese Milliarden Mikroorganismen bezeichnet man als Darmflora. Die Mikroorganismen leben mit uns in einer engen Symbiose, ist die Darmflora gesund tut sie wertvolle Dienste für unsere Gesundheit.

Sie wehrt die Ansiedlung von Krankheitserregern, wie schädliche Bakterien, Viren und Pilze ab. Die nützlichen Darmbakterien besiedeln die Darmschleimhaut so dicht, dass schädliche Keime dort keinen Platz finden. So schützt die Flora die

Darmschleimhaut und regt die Schleimhaut immer wieder zu Regegenerationsprozessen an. Sie hält sie also intakt und gesund. Ist die Darmflora intakt, können giftige Abbauprodukte und unverdaute Partikel oder auch körpereigene Immunzellen nicht in den Organismus gelangen und so auch keinen Schäden verursachen. Die Darmflora ist an der Verstoffwechslung und so an der optimalen Nährstoffverwertung beteiligt. Die Darmflora bildet zudem manche Vitamine und Fettsäuren, die Fettsäuren werden besonders von den Darmschleimhautzellen als Energiequelle genutzt.

Zusammenfassend kann man also sagen, der gesunde Aufbau der Darmflora sollte die erste Maßnahme bei Verdauungsproblemen aller Art sein.

Wussten Sie, dass zwischen der Darmflora und dem Immunsystem eine ständige Interaktion stattfindet? Ja, die Flora im Darm beeinflusst durchgehend das angeborene und auch das erworbene Immunsystem. Damit ist sie für die körpereigene Abwehrkraft von entscheidender Bedeutung.

Was ist eine Darmreinigung und was sollten Sie beachten

Die Darmreinigung ist die gezielte Herbeiführung der Darmentleerung. Während den Haupttagen der Darmreinigung, sollten Sie sich nur flüssig ernähren, deshalb ist es wichtig, dass Sie viel Mineralwasser, Obst- und Gemüsesäfte zur Hand haben. Sie sollten auf Ihren Kreislauf achten, denn durch den Flüssigkeitsverlust kann Ihr Kreislauf ins Schwanken kommen. Sie sollten sich zudem an dem Tag der Reinigung, nicht körperlich anstrengen.

Warum eine Darmreinigung auch für Sie sinnvoll ist

Sie wollen überflüssige Pfunde loswerden oder leiden unter Darmbeschwerden wie Durchfall, Verstopfung oder Reizdarm? In unserer Gesellschaft ist das ein großes Thema. Häufig entstehen diese Probleme, durch zu wenig Bewegung, z.B. wenn Sie einer sitzenden Tätigkeit nachgehen und sich stundenlang kaum vom Fleck bewegen. Eine weitere Ursache sind die Essgewohnheiten. Es wird oft zu schnell, zu viel gegessen und zu ungesund gegessen, dazu kommen dann noch eine zu geringe Flüssigkeitsaufnahme und ein zu hoher Fleischkonsum.

Weitere Symptome die auf einen kranken Darm hinweisen sind u.a. Kopfschmerzen, Blähungen, unreine Haut und allgemeines Unwohlsein.

Wenn Sie unter Rheuma oder Gelenksbeschwerden leiden, Sie einen zu hohen Cholesterinspiegel oder Blutdruck haben oder Sie regelmäßig Tabletten einnehmen müssen, ist eine Darmreinigung durchaus zu empfehlen.

Es gibt also zahlreiche Gründe seinen Darm mal wieder auf Vordermann zu bringen. Sei es der Grund, dass Sie Ihrem Körper einfach etwas Gutes tun wollen. So scheiden Sie die Schlacken und Schadstoffe aus und verschaffen den weiteren Organen   Erleichterung.

Der Darm ist eines der wichtigsten Organe in Ihrem Körper, in ihm sitzen 80 Prozent aller Immunzellen. Er sorgt dafür, dass die Vitalstoffe die wir zu uns nehmen den Organismus mit Vitaminen, Mineralstoffen, Flüssigkeit und Energie versorgen.

Dementsprechend ist es für jeden sinnvoll sich um die richtige Funktion und die Gesundheit dieses wichtigen Organs zu widmen.

Wie wird eine Darmreinigung durchgeführt und welche Methoden gibt es

Für die Durchführung der Darmreinigung gibt es verschiedene Methoden. Welche Methoden und Möglichkeiten es gibt, möchte ich Ihnen hier näher bringen.

Glaubersalz, Bittersalz

Die Einnahme von Glaubersalz und Bittersalz hat in der Alternativmedizin Tradition, die auch zur Selbstanwendung geeignet ist. Die Stärke der abführenden Wirkung kann von Mensch zu Mensch unterschiedlich sein. Die Salze bekommen Sie in jeder Apotheke und sollten genau nach Packungsbeilage eingenommen werden.

Sollten Sie jedoch einen empfindlichen Darm haben, sollten Sie lieber auf eine andere Methode der Darmreinigung zurückgreifen, da die Salze die Schleimhaut des Darms reizen können.

Colon-Hydro-Therapie

Diese Methode ist ebenfalls eine Möglichkeit die in der Alternativmedizin angeboten wird. Die Spülung des Darms erfolgt über ein spezielles Schlauchsystem. Anhand der durchsichtigen Schläuche lässt sich bei der Durchführung, anhand der Farbe, erkennen wann der Darm richtig gespült wurde.

Orthograde Darmspülung

Wenn eine Untersuchung oder eine Operation des Dickdarms bevorsteht, wird diese Methode angewandt. Sie trinken am Tag vor der Untersuchung 3-5 Liter einer stark abführenden Lösung. Diese Darmspülung wird allerdings nur im Krankenhaus und nicht zu Hause durchgeführt, da bei Beschwerden wie Kreislaufschwäche oder Übelkeit direkt eingegriffen werden kann.

Natürliche Mittel zur Darmreinigung/sanierung im Überblick und deren Durchführung

Flohsamenschalen mit viel Wasser

Flohsamen sind kleine glänzende braune Samen, die zu den Heilpflanzen zählen. Sie enthalten Ballaststoffe und Schleimmengen, die in Verbindung mit Wasser aufquellen. Die Flohsamenschalen können bis zum 50-fachen ihres Gewichts aufnehmen und so die Verdauung unterstützen.

Sie besitzen keine Energie und bestehen aus unverdaulichen Ballaststoffen, die für das Wachstum von Bakterien und für eine Gesunde Darmtätigkeit wichtig sind.
Sie Quellen im Darm auf und üben so Druck auf die Darmwände aus, so wird die Darmmuskulatur angeregt. Die enthaltenen Schleimstoffe schützen die eigene Darmschleimhaut.

Zusammen mit Bentonit werden Giftstoffe und Ablagerungen durch den Darm transportiert und entlasten das Verdauungssystem.

Durchführung:

Flohsamenschalen sollten im Zusammenhang mit der Darmreinigung über einen Zeitraum von sechs Wochen durchgeführt werden.

Empfohlen wird die Menge von ca. 40g (ca. 12 Teelöffel), die über den Tag verteilt eingenommen werden

Jeweils einen Teelöffel Flohsamenschalen auf ca. 100ml Wasser einrühren, einen Augenblick quellenlassen und anschließend trinken.

Zum Abnehmen empfiehlt es sich etwa 10 – 40g am Tag über einen längeren Zeitraum zu konsumieren, selbst die Anwendung über mehrere Jahre ist möglich. Sie können es auch im Wasser quellen lassen, aber auch die Beigabe in Müsli, Quark oder Joghurt ist möglich.

Bentonit – das vulkanische Tonmineral

Ist ein Tonmineral, welches durch Verwitterung von Vulkanasche entsteht. Die Moleküle im Bentonit sind stark negativ geladen, somit ziehen sie nur Stoffe mit positiver Ionenladung an.
Glücklicherweise sind nur Substanzen im Darm positiv geladen, die für uns ungesund sind. Das sind unter anderem Schwermetalle, schädliche Bakterien und Säuren.
Nützliche Bakterien sind negativ geladen, daher werden sie weder vom Bentonit aufgenommen noch ausgeschieden.

Gleichzeitig hat es eine antimykotische Wirkung, dies wirkt sich besonders gut auf die Darmflora aus, da es schädliche Pilze aus dem Darm entfernt. So kann sich der Darm um ein vielfaches schneller erholen. Gleichzeitig reinigt es unseren Darm indem es überschüssigen Schleim und Ablagerungen beseitigt.

Durchführung:

(Pulver)

Sie können es z.B. kurweise über 40 Tage einnehmen. Dabei sollte drauf geachtet werden, dass Sie die Einnahme langsam steigern.

1x täglich einen leicht gehäuften Teelöffel (3g) Pulver in ca. 250 ml Wasser verquirlen und zu den Mahlzeiten trinken.

Bei Bedarf können Sie die Anwendung langsam auf 2x täglich, maximal 3x täglich steigern.

(Kapseln)
Kann wie das Pulver kurweise über 40 Tage eingenommen werden und sollte auch langsam gesteigert werden.

1x täglich 1-2 Kapseln mit ca. 250 ml Wasser zu den Mahlzeiten. Auch hier können Sie je nach Bedarf die Einnahme auf 2x bis maximal 3x täglich steigern.

Rizinusöl mit Zitrone

Rizinusöl wird aus dem Samen des Rizinus gewonnen. Rizinus enthält das toxische Eiweiß Rizin.

Rizinusöl selbst ist nur minimal toxisch und für Ihre Gesundheit nicht schädlich. Sobald es in den Verdauungstrakt gelangt, versucht unser Organismus das Öl so schnell es geht loszuwerden – der Darm fängt an über längeren Zeitraum an zu vibrieren. Rizinusöl zieht außerdem aktiv überflüssiges Wasser. Diese einzigartige Eigenschaft in Kombination mit der schleimlösenden Eigenschaft der Zitrone bewirkt einen sehr guten Reinigungseffekt.

Wenn Sie sich zu der Rizinusöl-Methode entschlossen haben, sollten Sie darauf achten ein hochwertiges Produkt zu kaufen. Dies sollte kaltgepresst, rein und in Bioqualität sein. Es besitzt eine durchsichtige gelbe Farbe und riecht ziemlich unangenehm.

Es sollte <u>nicht</u> eingenommen werden, wenn eines der folgenden Dinge auf Sie zutrifft.

- Schwangerschaft (kann Wehen auslösen)
- Darmverschluss oder entzündlichen Erkrankungen des Darms
- Blinddarmentzündung
- Bauchschmerzen mit ungeklärter Ursache
- Flüssigkeitsmangel

Gallenwegserkrankungen

- Kinder unter 12

<u>Durchführung:</u>

Für die Reinigung mit Rizinusöl ist der ideale Zeitpunkt zwischen 17:00 – 18:00 Uhr. Ihre letzte Nahrungsaufnahme sollte an dem Tag der Reinigung gegen 13:00 Uhr sein, am besten rein pflanzlich und roh, ohne Nüsse, Öle oder Samen. Alternativ können Sie auch nur Säfte trinken.

Mischung vorbereiten: 1g Rizinusöl auf 1 Kg Körpergewicht (z.B. 70 Kg Körpergewicht – 70g Rizinusöl) und 2 ml frischgepressten Zitronensaft auf 1 Kg Körpergewicht (70 Kg Körpergewicht – 140ml Zitronensaft). Mischen Sie das Öl mit dem Zitronensaft am besten in einem Glas.

Trinken Sie die Mischung am besten in einem Zug und alles auf einmal. Falls das Brechgefühl zu stark ist, halten Sie sich eine Scheibe Zitrone oder Apfelsine bereit.

Nach 1,5 – 3 Stunden beginnt der Reinigungsprozess, also so gegen 20-22 Uhr. Eventuell auch später, das hängt von der Verschlackung Ihres Darms ab. Falls Sie beim Warten ein unangenehmes Gefühl im Bauch bekommen, kein Grund zur Panik – der Körper beginnt mit einer intensiven Reinigung.

Bleiben Sie in der Nähe der Toilette! Meistens klappt es den Darm vor dem Schlafengehen komplett zu reinigen, in Härtefällen kann es jedoch auch die ganze Nacht gehen.

Sie dürfen in den nächsten 12 Stunden nichts essen

Trinken Sie viel warmes Wasser

Gestalten Sie den nächsten Tag ruhig, am besten mit Kräutertee und leichter Kost.

Apfelessig – ein altbekanntes Mittel

Apfelessig wurde schon in der Vergangenheit wegen seiner Wirkung in vielen Bereichen eingesetzt. Es aktiviert die Verdauung und hilft bei der Behebung von Verstopfung. In biologischer und naturtrüber Qualität regt es die Bildung von Verdauungssäften an. Dadurch verbessern sich der Cholesterinspiegel sowie der Säure-Basen-Haushalt.

Apfelessig unterstützt die Gewichtsabnahme, wenn ein Übergewicht vorhanden ist. Dies geschieht durch verschiedene Wirkmechanismen. Zum einen verleiht der Apfelessig ein erhöhtes Sättigungsgefühl und bekämpft Heißhungerattacken. Zum anderen hilft es bei der Regulierung des Blutzucker- und Insulinspiegels. Sobald der Insulinspiegel wieder im Normbereich ist, gelingt der Fettabbau besser.

Durchführung:

Wie oft Sie den Apfelessig-Drink zu sich nehmen ist Geschmackssache. Manche trinken ich vor oder nach jeder Mahlzeit, andere nur ein bis zweimal am Tag. Wenn Sie ihren Stoffwechsel ankurbeln wollen, sollten Sie ein Glas des Apfelessig-Drinks vor dem Frühstück zu sich nehmen.

Zwischen dem Drink und der Mahlzeit sollten 15 Minuten vergehen.

Um den Zahnschmelz zu schonen, sollte man nach jedem Drink den Mund mit Wasser ausspülen und mit dem Zähneputzen ca. 30 Minuten warten

Für den Drink benötigen Sie:

- 1 Glas lauwarmes Wasser
- 2 Teelöffel Apfelessig (am besten naturtrüb und in Bio-Qualität)
- 1 Teelöffel Honig

Heilkräuter und Gewürze – die auch in Ihrem Garten wachsen können

Viele Heilkräuter regen die Darmtätigkeit an, sie fördern Gallen- und Leberfunktionen, wirken entgiftend, krampflösend, regenerieren die Darmschleimhaut und sorgen für ein angenehmes Milieu der Darmflora. Schädliche Bakterien werden bekämpft und Blähungen gelindert. So können sie optimal als Hausmittel zur Darmreinigung eingesetzt werden. Zu den darmreinigenden Heilpflanzen gehören:

- Angelikawurzel
- Basilikum
- Anis
- Oreganoblätter
- Dillsamen
- Fenchelsamen
- Pfefferminze
- Süßholzwurzel
- Thymian

Die Kräuter können Sie als Tee oder auch als Beigabe in Smoothies zu sich nehmen

Bitterstoffe – ein traditionelles Mittel bei Darmproblemen

Bitterstoffe unterstützen Ihre Verdauung, den Gallenfluss und regen die Leberfunktion an. Außerdem fördern Sie die Bildung von körpereigener Basen, was hilft den Säure-Basen-Haushalt zu regulieren. Da sie Heißhungerattacken und Appetit auf Süßes bekämpfen, können Sie Bitterstoffe auch beim Abnehmen und bei der Umstellung auf eine gesündere Ernährung einsetzen.

Bekannte Bitterstoffe sind zum Beispiel in Löwenzahn und im Gerstengraspulver und in der Artischocke oder auch in speziellen Bitterkräutermischungen vorhanden. Es gibt außerdem auch Bitterstofftinkturen oder alkoholfreie Bitterstoffelixiere, die Sie einsetzen können, falls Sie an Völlegefühl, Blähungen oder anderen Verdauungsbeschwerden leiden.

Bitterstoffe gelten als eines der besten Hausmittel, sie sollten in keiner Hausapotheke, bei keiner Darmreinigung und auch in keinem Entsäuerungsprogramm fehlen.

Bauchmassage

Die Bauchmassage sollte bei jeder Entgiftungs-, Entschlackungskur, der Darmreinigung, der Entsäuerung oder bei der bloßen Diät begleitend gemacht werden.

Die Durchblutung im Bauchraum wird verbessert, was zur einer besseren Nährstoff- und

Sauerstoffversorgung der Organe führt. Die Schlacken und Ablagerungen werden leichter von den Darmwänden gelöst, durch die gesteigerte Peristaltik (Eigendynamik) des Darms werden diese Schlacken leichter ausgeschieden.

Machen Sie es sich bequem, denn die Massage wird im Liegen durchgeführt.
Am besten wirkt die Selbstmassage, wenn Sie sie täglich ein bis zwei Mal durchführen. Die Erste Massage sollte gleich zu Tagesbeginn, also nach dem Aufstehen noch im Bett durchgeführt werden. Die Zweite gegen Abend, vor dem Einschlafen oder eine halbe Stunde nach dem Abendessen.
Sie können ungefähr mit 10 – 15 Minuten für die Massage rechnen. Wenn Sie mögen, können sie ein natürliches Öl oder ein ätherisches Öl für die Massage verwenden.

Durchführung:

Legen Sie Ihre rechte Hand auf den Bereich des Magens. Nun streichen Sie nach unten bis ungefähr zum Bauchnabel. Sobald Ihre Hand am Bauchnabel angelangt ist, streichen Sie mit der linken Hand von oben zum Nabel, dann wieder mit der rechten Hand und so weiter.

Arbeiten Sie schön langsam und sanft. Sie werden schnell merken, dass für ein angenehmes Gefühl im Magen-Darm-Bereich kein großer Druck von Nöten ist.

Denken Sie immer wieder daran, die Bauchmuskulatur zu entspannen, gleichmäßig und tief zu atmen und locker dazuliegen.

Nun legen Sie Ihre Hände so, dass die Daumen zu Ihrem Bauchnabel zeigen und die freie Fläche zwischen Ihren Händen sich zu einem Dreieck bildet. Atmen Sie drei bis vier Mal sehr langsam, so dass Sie während des Einatmens bis acht (Sekunden) zählen können und das Gleiche beim Ausatmen.

Jetzt beginnen Sie mit der rechten Hand und bewegen diese in kleinen Kreisen entgegen des Uhrzeigersinns. Die Hand bleibt dabei liegen, sie wird also nicht angehoben. Die Hand verschiebt lediglich ohne Durck die Haut, auf der sie liegt. Falls es sich mit etwas Druck für Sie besser anfühlt, dann können Sie es auch mit Druck machen.

Die linke Hand bleibt vorerst ruhig liegen.

Nach etwa einer Minute geht's weiter zum nächsten Schritt, wenn Sie Zeit haben, können Sie diese Übung auch zwei Minuten lang durchführen.

Jetzt bleibt die rechte Hand ruhig, während die linke Hand gegen den Uhrzeigersinn kleine Kreise zieht. Wiederum 1 Minute später gehen Sie zu Schritt 5 über

Nun lassen Sie beide Hände gleichzeitig kreisen, die linke Hand mit dem Uhrzeigersinn und die rechte entgegengesetzt. Anfangs wird Ihnen das sicher etwas schwerfallen, aber nach kurzer Zeit werden Sie die Koordination hinbekommen! Dies führen Sie wieder eine Minute lang aus.

Jetzt ändern Sie Ihre Position der Hände, die rechte Hand liegt über dem Bauchnabel und die linke Hand unter dem Bauchnabel. Wiederholen Sie die Schritte drei bis 5 eine Minute lang in dieser neuen Position.

Nach Abschluss der Massage bleiben Sie noch eine weitere Minute oder länger liegen und atmen Sie wie in Schritt zwei erklärt.

Jetzt stehen Sie auf und trinken ein Glas warmes Wasser mit Zitrone oder einen basischen Kräutertee.

Bürstenmassage

Mit Hilfe der Bürstenmassage können Sie das Lymphsystem wieder in Schwung bringen. Das Lymphsystem sammelt alle möglichen Giftstoffe, die von den Körperzellen ausgeschieden wurden, auf und leitet sie zur Ausscheidung in den Dickdarm. Daher ist es dringend notwendig, dass Sie auch diesem System mehr Beachtung schenken. Geriet der Lymphfluss ins Stocken, verbleiben Giftstoffe in unserem Körper und können ebenso zu Unwohlsein und chronischen Erkrankungen beitragen.

Führen Sie die Trockenbürsten-Massage mindestens einmal täglich aus. Am besten vor der morgendlichen Dusche, denn die Massage bringt den Kreislauf in Schwung und die gelösten Hautpartikel werden entfernt. Jede Massage kann zwischen zwei bis zwanzig Minuten dauern. Es empfiehlt sich eine sogenannte Klosterbürste.

Durchführung:

Beginnen Sie am äußeren rechten Fuß und bürsten Sie in Richtung Rumpf, anschließend am inneren rechten Fuß fortfahren.

Am Oberschenkel und Po können auch kreisende Bewegungen gemacht werden.

Danach zum linken Bein wechseln und genauso fortfahren.

Jetzt sind die Arme an der Reihe: Sie beginnen an dem rechten Handrücken und bürsten über die Armaußenseite bis hoch zu der Schulter und danach innen wieder in der gleichen Bewegung.

Das Gleiche machen Sie auch mit dem linken Arm.

Im Bereich des Bauches und der Brust, machen Sie kreisförmige Bewegungen

Die Bürstenmassage hat eine anregende Wirkung, weshalb es sinnvoll ist, sie nicht vor dem Schlafengehen durchzuführen.

Die Leber und wie Sie dieses Multitalent entgiften können

Die Leber ist ein multifunktionelles Organ. Ihre Aufgaben sind extrem vielfältig. So baut die Leber beispielsweise das Cholesterin in Gallensäuren für die Fettverdauung um, sie reguliert also

den   Cholesterinspiegel.
Ohne die Gallensäuren könnten Sie nicht das
kleinste Stückchen Torte oder Käseschnittchen
verdauen. Die Fettverdauung und damit auch die
Aufnahme der fettlöslichen Vitamine sind näm-
lich nur dann möglich, wenn die Leber ord-
nungsgemäß arbeitet bzw. arbeiten kann.
Die Leber ist die „Hauptkontrollzentrale" in Sa-
chen Fettverdauung. Dies bedeutet, die Leber
liefert nicht nur die Gallensäuren zur Fettverdauung, sondern entscheidet anschließend auch darüber, ob das Fett zu Energie verbrannt oder in
Form von Speckpölsterchen eingelagert wird.

Die Leber steuert also auch, ob Sie zu- oder abnehmen. Des Weiteren stellt die Leber zahlreiche
Hormone und Enzyme her.

Das ist allerdings nicht alles, die Leber ist die erste Adresse für alles, was wir essen und trinken.
Alle Mahlzeiten und Getränke gelangen nach der
Verdauung, über die Dünndarmschleimhaut in
die Pfortader und von dort mit dem Blutstrom
direkt in die Leber.
In die Leber werden zudem Gifte geleitet, die Sie
über die Haut oder das Atmungssystem aufnehmen.

Die Aufgabe der Leber ist es nun ununterbrochen, alle Giftstoffe aus dem Blut zu filtern und unschädlich zu machen. Erst dann können die neutralisierten Toxine über die Nieren oder über den Darm ausgeschieden werden. Solange die Leber leistungsfähig ist, fühlen Sie sich daher wohl, aktiv und gesund.

Doch wenn die Leber auf Grund von Stress oder zu starker Belastung überlastet ist, dann wirkt sich das sofort auf den gesamten Organismus aus. Wenn Ihre Leber nur noch mit reduzierter Kraft arbeitet und nur noch einen Teil der einströmenden Gifte neutralisieren kann, hat das fatale Auswirkungen auf Ihre Gesundheit.

Das Blut ist infolgedessen toxinbelastet und kann nicht mehr ausreichend Sauerstoff herbei- und Stoffwechselschlacken hinwegtransportieren.

Gifte und Schlacken werden daraufhin im Bindegewebe zwischengelagert. Ein verschlacktes, verklebte Bindegewebe verhindert jedoch die optimale Ver- und Entsorgung jeder einzelnen Zelle. Somit ist die Voraussetzung für Krankheiten aller Art ist geschaffen. Es empfiehlt sich deshalb unbedingt eine Leberentgiftung einzuleiten.

Die häufigsten Symptome einer überlasteten Leber sind zum Beispiel:

- Verdauungsprobleme (Völlegefühl, Blähungen - besonders nach fettreichen Mahlzeiten)
- Hohe Blutfett-Werte (Cholesterin)
- Müdigkeit und Antriebsschwäche
- Rückenschmerzen
- Juckreiz
- Unreine Haut
- Kopfschmerzen

Die Leber ganzheitlich reinigen

Bei der ganzheitlichen Leberreinigung geht es also vielmehr darum, die Leber über einen Zeitraum von mehreren Wochen bis hin zu mehreren Monaten (je nach Leberzustand) so zu unterstützen, zu entlasten und zu aktivieren, dass sie sich langfristig selbständig regenerieren und erholen kann.

Erst dann wird sie wieder in der Lage sein, ihre Entgiftungs- und Enzymtätigkeit zu erledigen, den Stoffwechsel zu kontrollieren und infolgedessen Heilprozesse aller Art in die Wege zu leiten.

Die ganzheitliche Leberreinigung besteht aus den folgenden Komponenten:

1. Basenüberschüssige Ernährung
2. Darmreinigung
3. Probiotika
4. Bitterstoffe
5. Curcumin
6. Mariendistelextrakt
7. Artischockenextrakt
8. Capsaicin aus der Chilischotn

Basenüberschüssige Ernährung zur Leberreinigung

Die richtige leberfreundliche Ernährung ist die Basis einer jeden Leberreinigung, doch auch Ihrem Darm und weiteren Organen kommt diese Ernährung zugute.
Je hochwertiger Lebensmittel sind, umso weniger muss die Leber entgiften und umso besser sind die Leberzellen mit zellschützenden Antioxidantien und nährenden Vitalstoffen versorgt. So wird die Leber durch eine naturbelassene basenüber-

schüssige Ernährung einerseits entlastet und andererseits optimal mit Nährstoffen versorgt.

Zu der basenüberschüssigen Ernährung werden speziellen leberreinigenden und leberaktivierenden Lebensmitteln eingesetzt. Diese werden Ihnen weiter unten erläutert.

Leberreinigung durch die Darmreinigung

Es gelangt also alles, was Sie essen und trinken zunächst in den Darm und von hier über die Pfortader in die Leber.

Je schlechter der Zustand des Verdauungssystems ist, desto mehr Arbeit hat die Leber zu leisten. Ist die Darmflora gestört, können die Darmschleimhäute nicht mehr optimal geschützt werden. Pilze oder schädliche Bakterien können sich ansiedeln und Pilz- und Bakteriengifte gelangen in die Leber und schwächen diese.

Eine gestörte Darmflora verhindert also eine ordnungsgemäße Verdauung. Gärprozesse finden statt und giftige Stoffwechselrückstände sowie unvollständig verdaute Partikel wandern in die Leber und überlasten diese. Eine ganzheitliche Leberreinigung muss also immer mit einer Darmreinigung einhergehen.

Leberreinigung mit Probiotika

Probiotische Bakterien wirken sich nicht nur positiv auf den Darm und die Allgemeingesundheit aus, sondern unterstützen auch direkt die Leber. Deshalb sollten sie während der Leberreinigung nie fehlen.

Studien haben bewiesen, dass die Einnahme von Probiotika die Rückbildung einer Fettleber massiv fördert und beschleunigt – und zwar schon nach 30 Tagen. Das Probiotikum sollte mindestens die folgenden drei Bakterienstämme enthalten: *Lactobacillus paracasei, Bifidobacterium breve* und *Lactobacillus rhamnosus*

Wichtigkeit von Bitterstoffen

Bitterstoffe haben eine umfassende Wirkung auf den gesamten Organismus und ganz besonders auf die Funktionen der Gallenblase, der Bauchspeicheldrüse und der Leber.

Bitterstoffe regen die Gallensaftausschüttung, die Sekretion der Bauchspeicheldrüsenenzyme und die allgemeine Leberaktivität an. So wird die Verdauung enorm gefördert. Der gesamte Stoffwechsel wird angeregt und überschüssiges Gewicht kann leichter abgebaut werden.

Die Folge ist eine entlastete und gleichzeitig aktivierte Leber, die ihre Aufgaben nun wieder besser bewältigen kann.

Bitterstoffe können sehr gut in Form von Löwenzahnwurzelextrakt, Bitterbasenpulver, alkoholfreiem Kräuterelixier und/oder Löwenzahnblattpulver eingenommen werden. Bitterstoffe werden meist 15 bis 30 Minuten vor den Mahlzeiten sowie nach Empfehlung des Herstellers eingenommen.

Leberreinigung mit Curcumin

Kurkuma gehört mit zu den kraftvollsten Lebensmitteln für die Erhaltung einer gesunden

Leber. Das gelbe Gewürz wird aus einer Wurzel gewonnen und hilft der Leber auf ganz verschiedener Art und Weise.

Der im Kurkuma enthaltene Stoff Curcumin schützt als Antioxidans die Leber gegen Schädigungen durch Gifte fast aller Art und kann sogar geschädigte Leberzellen wieder regenerieren. Es kurbelt zudem auch die natürliche Produktion der Gallenflüssigkeit an, verkleinert angeschwollene Lebergänge und verbessert die allgemeine Funktion der Gallenblase.

Kurkuma kann zwar zum Würzen verwendet werden, doch erreichen Sie damit nur schwer die wirksamen Mengen. Daher kann man Kurkuma auch als Tee trinken, am besten gemischt mit Pfeffer, da dieser die Wirkung des Kurkumas beträchtlich erhöht.

Die Mischung Kurkuma-Pfeffer gibt es auch in Kapsel-Form mit dem Namen Curcuperin.

Leberreinigung mit Mariendistel

Die Mariendistel darf bei keiner Leberreinigung fehlen, denn sie enthält das Silymarin – ein pflanzliches Stoffgemisch, das die Membranen der Leberzelle stabilisiert und so lebertoxische Substanzen nicht mehr eindringen können.

Achten Sie beim Kauf von Mariendistelpräparaten darauf, dass eine Kapsel mindestens 70 mg Silymarin („berechnet als Silibinin") enthält. Die tägliche Einnahme-Dosis kann 200 bis 400 mg Silymarin erreichen.

Mit Artischockenextrakt die Leber entgiften

Die Artischocke ist eine Pflanze, dessen Extrakt der Blätter sich sehr positiv auf die Leber auswirken. Die Artischockenwirkstoffe bringen einerseits den Gallenfluss wieder in Gang und reduzieren die Giftbelastung durch eine direkt entgiftende, also giftbindende Wirkung. Die Artischocke schützt die Leberzellen und regt zur Regeneration an, so gilt sie außerdem als Leberschutzmittel. Sie können die Artischocke in Kapselform ein oder als Frischpflanzenpresssaft zu sich nehmen.

Spezielle Lebensmittel die Sie bei der Reinigung einsetzen können

Die folgenden Lebensmittel sollten Sie während der Leberreinigung regelmäßig in Ihren Speiseplan einbauen, da jedes von ihnen sehr positive Auswirkungen auf die Leber hat.

Knoblauch
Knoblauch enthält viele schwefelhaltige Stoffe, die ausgerechnet jene Leberenzyme aktiviert, die besonders für die Ausleitung von Giftstoffen aus dem Körper verantwortlich sind. Knoblauch unterstützt die Leber aber auch noch auf eine andere Art und Weise, denn die knollige Pflanze und die Verwandte der Zwiebel enthält auch Selen, ein heute eher seltenes Spurenelement. Es schützt die Leber vor Schädigungen durch Gifte und hilft ihr bei den Entgiftungsprozessen.

spezieller Leber- und Kräutertee

Grüner Tee enthält sekundäre Pflanzenstoffe namens Catechine. Diese antioxidativ wirkenden Stoffe, entfernen Fettansammlungen der Leber und fördern eine gesunde Leberfuntkion.

Ein Leber-Kräutertee ist allerdings noch besser für die Leberreinigung geeignet, da er eine Mischung verschiedener Kräuter enthält. Die Mischung der Kräuter können der Leber gleichzeitig viele gesundheitliche Vorteile bringen. Zu den besagten Kräutern gehören zum Beispiel:

1. Schafgarbenblätter

2. Fenchelfrüchte

3. Süssholzwurzel

4. Löwenzahnblätter

5. für den Geschmack etwas Ingwer

6. Lemongras oder Pfefferminzblätter.

Es empfiehlt sich also zwei bis drei Tassen am Tag vom basischen Kräutertee und gelegentlich eine Tasse Grüntee zu trinken.

Rettich-, Radieschen- und Brokkoli-Sprossen

Rettich und Radieschen enthalten genau wie Brokkoli Senfölglykoside. Diese sekundären

Pflanzenstoffe regen die Leber- und Gallentätigkeit an. Ihnen wird sogar nachgesagt, dass sie die ersten Stadien der Gallensteine, den Gallengries auflösen können.

Sie fördern gleichzeitig eine gesunde Symbioselenkung der Darmflora und verbessern auf diese Weise das gesamte Milieu im Verdauungssystem.

Die drei Gemüsesorten können idealerweise in Form von frischen und enzymatisch aktiven Sprossen verzehrt werden. Dafür müssen Sie sich lediglich einfach Bio-Sprossen-Saatgut besorgen, dann können Sie sich eigene Rettich-Sprossen, Radieschen-Sprossen und Brokkoli-Sprossen ziehen.

Was Sie während und nach der Darmreinigung beachten sollten

Für die Darmreinigung eignen sich am besten Kräuter wie Brennnessel, Basilikum, Steinklee, Huflattich, Pfefferminze, Kamille und Meisterwurz. Diese Kräuter stabilisieren und regenerieren die Darmflora. Die Kräuter können Sie nach Belieben mischen und sich einen leckeren Tee zubereiten und bekommen sie in der Apotheke, im Reformhaus oder auf speziellen Internetseiten der Darmreinigung.

Sie sollten sich außerdem während der Darmreinigung warm anziehen, denn wenn Sie über längeren Zeitraum nichts essen und der Darm gereinigt wird, kann es sein, dass der Kreislauf nicht ganz mitspielt und Sie anfangen zu frieren.

Falls Sie nicht vorhaben, durch die Reinigung abzunehmen, sollten Sie regelmäßig Ihr Gewicht auf einer Waage kontrollieren, denn aufgrund von fehlender Nahrung kann es sein, dass Sie schnell einige Kilos verlieren.

Wenn Sie unter Herz- und Nierenproblemen leiden, sollten Sie grundsätzlich keine Hausmittel zur natürlichen Darmreinigung verwenden, ohne vorher einen Arzt zu konsultieren.

Wie Sie nach der Reinigung und im Allgemeinen die Darmflora wieder aufbauen können

Für den stabilen Aufbau einer gesunden Darmflora benötigt der Köper Zeit. Je schwerer die ursprüngliche Störung ist, desto mehr Zeit sollte eingeplant werden. Einen Zeitraum von vier Wochen bis sechs Monaten sollten dabei jedoch eingeplant werden.

Eine Kur von zwei bis drei Wochen kann, kann allerdings auch schon hilfreich sein und einen Anstoß zur Regeneration der Darmflora geben.

Es ist also von Mensch zu Mensch unterschiedlich, wie lange der Aufbau der Flora dauert. Im
Allgemeinen kann man allerdings sagen, dass
man mit einer vier bis acht-wöchigen Kur startet
und sie erweitert, wenn Sie noch nicht die ge-
wünschte Wirkung erzielt haben. Vergessen Sie
aber nicht, dass der Aufbau der Darmflora allein
nicht jedes Problem beheben kann. Es gibt noch
weitere Ursachen von Beschwerden, deren Behebung auch in jede Therapie miteinbezogen werden sollte.

Man visiert beim Aufbau der Darmflora zwei
Ziele an

1. Die Optimierung des Darmmilieus
2. Der gezielte Aufbau der Darmflora mit
    der Einnahme von Darmbakterien

Präparate wie Probiotika, die nützliche Darmbakterien enthalten, gehören zu den meisten Darm-
sanierungsprogrammen dazu. Sie können entweder als Flüssigkeit oder in Form von Kapseln eingenommen werden.

Eine Schwefelkur kann außerdem helfen, die
schlechten Bakterien wieder aus dem Darm zu

beseitigen und so die Möglichkeit bieten, dass die guten Darmbakterien sich ansiedeln können und so ein neues und gesundes Klima zu erschaffen.

Was ist eine Darmsanierung

Die Darmsanierung ist der Umgangssprachliche Begriff für die medizinische Bezeichnung der Symbioselenkung. Damit ist Einflussnahme auf die Zusammensetzung der Mikroorganismen im Darm gemeint.

Es stehen Ihnen verschiedene Maßnahmen zur Darmsanierung zur Verfügung, an erster Stelle steht allerdings die Einnahme spezieller Präparate.

Was bewirkt eine Darmsanierung

Wie der Name schon sagt, die Darmsanierung „saniert" den Darm.

1. Mögliche Ablagerungen im Darm werden entfernt (Darmreinigung)

2. Eventuelle Entzündungsprozesse der Darmschleimhaut werden gelindert oder behoben, sodass die Schleimhaut sich regenerieren kann.
3. Die Darmflora wird wieder aufgebaut und so beeinflusst, dass die nützlichen Bakterien wieder überwiegen und die schädlichen ausgeschieden werden können.

Diese Maßnahme führt zu einer gravierenden Besserung Ihres Gesundheitszustandes, denn alleine die Besserung der Verdauung führt zu einem erheblichen Wohlgefühl. Denn je besser die Verdauung läuft, desto mehr Vital- und Nährstoffe können aufgenommen werden. Somit ist der Körper viel besser mit diesen essentiellen Stoffen versorgt und kann diese für gute Funktionen und Heilungsprozesse nutzen. Die Abfallstoffe des Stoffwechsels werden schneller und vollständiger ausgeschieden, sodass diese den Körper nicht mehr belasten.

Die körpereigene Abwehrkraft wird gestärkt, so sind Sie gegen Krankheiten bestens gewappnet und können mit mehr Kraft und Energie den Alltag meistern.

Die Darmflora können Sie während der Darmsanierung mit Präbiotika (dies sind schwer verdauliche Nahrungsbestandteile, Ballaststoffe) stärken. Sie sind wichtig für die gesunde Entwicklung der Darmkeime. Präbiotika findet man nur in bestimmten Nahrungsmitteln wie zum Beispiel Hülsenfrüchten, Lauchgewächsen (Zwiebel, Porree, Knoblauch), Haferflocken, Spargel.

Präbiotika können von unseren Verdauungsenzymen nicht vollständig aufgespalten werden, so dass die Darmbakterien sie als „Futter verwenden können und so den Wachstum der erwünschten Keime begünstigen. Probiotika sollten bei keiner Darmsanierung fehlen. Die Probiotika sind (meist in Kapselform) lebende Mikroorganismen, die in aktiver Form in den Darm gelangen und dort sich dort günstig auf die Gesundheit auswirken. Die drei wichtigsten Probiotika sind:

- Lactobacillus paracasei
- Bifidobacterium breve
- Lactobacillus rhamnosus

Abnehmen durch die Darmreinigung

Während der Darmreinigung verliert man oft an Gewicht. Je höher das zu vorige Übergewicht war, desto mehr nimmt man ab. Wenn Sie diesen Effekt noch weiter verstärken wollen, können sie das leicht mit der Hilfe der Konjacwurzel tun.

Diese Wurzel enthält den sog. Stoff Glucomannane. Unter der Bezeichung Konjac-Pulver, dies können Sie unter der Bezeichnung Konjac-Pulver entweder lose oder in Kapseln kaufen. Die Glucomannane sind spezielle Ballaststoffe, die einerseits die Reinigung und die Regeneration des Darms unterstützen, aber auch unmittelbar das Abnehmen forcieren. Das Konjac-Pulver wirkt präbiotisch und liefert der gesunden Darmflora

Nahrung. So hilft es bei der Ansiedlung der nütz-lichen Darmbakterien, dies stärkt wiederrum das Immunsystem, da es für eine gesunde Darm-schleimhaut sorgt.

Beim Abnehmen hilft das Konjac-Pulver auf drei verschiedenen Wegen:

- Aus dem Verdauungstrakt absorbiert es Fett, sodass dieses nicht aufgenommen werden kann und über den Stuhl ausgeschieden wird.
- Es stoppt einerseits den Appetit und anderer-seits Heißhungerattacken und sorgt so für ein ausgeprägtes Sättigungsgefühl.
- Zusätzlich senkt das Pulver Blutzucker- und Blutfettwerte, somit sorgt es für eine Stoff-wechselausgangslage, die das Abnehmen er-leichtert.
- Es „kümmert" sich außerdem um eine gere-gelte Verdauung, so können Stoffwechselab-bauprodukte schneller ausgeschieden werden und verweilen nicht so lange im Körper, auch das begünstigt das Abnehmen.

Die optimale Ernährung während der Darmsanierung

Während der Darmsanierung sollten Sie sich basenüberschüssig ernähren. Frisch gepresste Gemüsesäfte sowie Kräuter- und Grassäfte (oder grüne Smoothies) stellen dem Körper eine ganze Palette an Nährstoffen zur Verfügung. Der grüne Pflanzenfarbstoff Chlorophyll, ist nahezu so aufgebaut wie das Hämoglobin, der rote Blutfarbstoff. Während Hämoglobin Eisen enthält, enthält Chlorophyll stattdessen Magnesium. Chlorophyll hat unter anderem die Aufgabe, die Zellen mit Sauerstoff zu versorgen und so ist er in der

Lage das übermäßig vorhandene Kohlendioxid in Sauerstoff aufzuspalten.

Des Weiteren leitet es Schadstoffe und Stoffwechselprodukte aus, harmonisiert den pH- Wert des Körpers und regeneriert das Blut. Eine riesige Menge an Vitaminen, Mineralien und sekundären Pflanzenstoffen, ist in grünen Säften enthalten.

So können Sie als Beispiel, vor allem wenn Sie im Zuge der Darmsanierung abnehmen wollen, so oft wie möglich Mahlzeiten durch einen Power-Drink ersetzen.
Ein solcher Drink kann aus folgenden Zutaten bestehen:

100g Dinkelgras, Weizengras oder Gerstengras

150g verfügbare Wildpflanzen(Giersch, Löwenzahn, Wilde Melde)

½ Bio Zitrone mit abgeriebener Schale

1 Scheibchen Ingwer

Weitere Ernährungsmöglichkeiten wären:

<u>Frühstück:</u>

- Früchte oder Fruchtsalat
- Frischgepresste Frucht oder Gemüsesäfte
- Ein grüner Smoothie
- Basisches Müsli
- Vollkornbrot mit vegetarischen Brotaufstrich
- Gemüsesticks (Gurke, Tomate, Radieschen, Karotten)

Zwischenmahlzeiten:

- Die meisten der auch schon beim Frühstück erwähnten Nahrungsmittel können sie auch als Zwischenmahlzeit verwenden

Mittagessen:

- Für das Mittagsessen bieten sich verschiedene Salate aus grünen Blattgemüse (wie Feldsalat, Radicchio, Blattsalate), wenn verfügbar Wildpflanzen (wie Löwenzahn, Giersch, Wegerich), Kräuter und selbstgezogenen Keimlingen an. Fein geriebenes Wurzel oder Knollengemüse (wie Rote Bete, Pastinaken, Kohlrabi und Karotte) sollte verwendet werden.
Als Dressing bietet eine Mischung aus Zitronensaft, frisch gepressten Orangensaft oder Apfelessig sowie kalt gepresste und hochwertige Öle wie Hanf-, Lein- oder Olivenöl an.
- Eine Gemüsesuppe

- Gedünstetes Gemüse mit einer glutenfreien Beilage wie zum Beispiel Kartoffeln, Hirse, Quinoa oder Süßkartoffeln

Abendessen:

Als Abendessen sollten sie stets ein leicht verdauliches Gericht wählen wie:

- Leichte Gemüsesuppen
- Basische Suppen
- Ayurvedische Gerichte
- Vegane Gemüsegerichte

Warum Sie Vollkornmehlprodukte statt Weißmehlprodukte zu sich nehmen sollten

In früheren Untersuchungen und Studien wurde bereits bewiesen, dass ein hoher Vollkornverzehr vor Herz-Kreislauf-Krankheiten, Typ-2-Diabetes und Übergewicht schützt. Jetzt wurde nach jüngsten Studien im British Medical Journal eine Analyse veröffentlicht. Bereits 90 Gramm Vollkornprodukte pro Tag können die Lebenserwartung verlängern sowie das Risiko eines koronares

Herzleiden, Schlaganfall, Krebs, Atemwegs- und Infektionskrankheiten verringern.

Doch wieso ist Vollkorn so gesund? Und was ist eigentlich der Unterschied zu Weizen? Es ist ganz einfach, der Keimling und die Schale sind in den entsprechenden Vollkorn-Lebensmitteln komplett enthalten. Dadurch enthält es jede Menge an Nährstoffen, denn neben Kohlenhydraten in Form von Stärke enthält Vollkorngetreide auch hochwertiges Eiweiß, wertvolle Mineralstoffe und Vitamine – vor allem B-Vitamine aber auch Eisen, Zink und Magnesium sowie Ballast- und sekundäre Pflanzenstoffe.

All diese Stoffe befinden sich in den Randschichten des Korns, welche bei der Herstellung von Weizenmehl (Weißmehl) entfernt werden. So sind sie in Weizenprodukten nur sehr kleine Mengen enthalten. Ohne Ballaststoffe werden Kohlenhydrate sehr schnell aufgenommen und gelangen als Zucker ins Blut.

Wir führen also unserem Körper Kalorien zu, fühlen uns aber kraftlos und bauen sogar wenn es schlecht läuft, sogar Körperfett auf.
Des Weiteren hat sowohl Weizenmehl als auch Weizenvollkornmehl einen unterschiedlichen

Einfluss auf den Blutzuckerspiegel. Die langkettigen Kohlenhydrate aus der Kernschale werden deutlich langsamer in Zuckermoleküle aufgespalten und ins Blutabgegeben. Steigt der Blutzucker langsam an, bleiben Sie nach dem Essen auch länger satt.

Die Ballaststoffe die aus dem Körper unverändert ausgeschieden werden, regen die Verdauung an. Man kann also sagen, dass durch eine ballaststoffreiche Ernährung der „Darmtransit" beschleunigt wird.

Allerdings ist nicht jedes dunkle Brot auch ein Vollkornbrot. Bei der Verdauung von Vollkorn bilden bestimmte Bakterien Fettsäuren, die im Körper regulatorische Funktionen haben. Wenn Sie also vorhaben mehr Vollkorn zu essen, müssen Sie beim Einkaufen genau hinschauen, denn nicht alles was nach Vollkorn aussieht ist auch Vollkorn. Es könnte auch mit Gerstenmalz, Malz- oder Rübensirup gefärbt sein. Falls Sie beim Einkaufen auf der nächsten Brotverpackung lesen „Mehrkorn" oder „Kleie", wird es als Vollkornprodukt vorgetäuscht, denn nur da wo Vollkorn drauf steht, ist auch Vollkorn drin und so muss zum Beispiel ein echtes Vollkornbrot zu 90 Prozent aus Vollkornbestehen.

Den Umstieg von Weizen- zu Vollkornprodukten können Sie sich etwas erleichtern. Greifen Sie als erstes zu feingemahlenem Vollkornmehl, es muss nicht gleich die Variante mit ganzen Körnern sein.

Warum pflanzliche Produkte wichtiger für unseren Körper sind als tierische

Es gibt zahlreiche Gründe den eigenen Fleischkonsum zu regulieren. Ein Aspekt, dass mit übermäßigem Verzehr tierischer Produkte die physische Gesundheit immens leidet scheint schon mal ein ernstzunehmendes Argument zu sein. Aber auch die ethischen und ökonomischen Argumente sind überzeugend und sollten nicht völlig außer Acht gelassen werden.

Die kommerziellen tierischen Produkte werden industriell hergestellt. Die Tiere werden unter unwürdigsten Umständen gehalten, mit Antibiotika und Wachstumshormonen behandelt. Die Rückstände dieser Medikamente werden immer wieder in dem zu kaufenden Fleisch wiedergefunden.

Außerdem werden sie mit Getreideprodukten „zwangsernährt", diese Getreidesorten werden zudem noch mit Herbiziden und Pestiziden besprüht.

Es liegt also auf der Hand, dass man zumindest den Konsum dieser Produkte, eindämmen sollte, sowohl für die Tiere die unter grausamsten Bedingungen ihr Leben fristen müssen, als auch für Sie selbst und Ihre Gesundheit.

Es ist außerdem bekannt, dass ein zu hoher Verzehr von tierischen Proteinen nicht nur das Krebsrisiko erhöht, sondern auch das Risiko eine Fettleber zu entwickeln. Inzwischen gilt eine Fettleber als Mitursache für Diabetes und chronischen Leberbeschwerden. Tauscht man seine tägliche Fleischportion gegen eine pflanzliche Proteinquelle aus, bildet sich mit der Zeit die Fettleber wieder zurück.

Pflanzliche Lebensmittel liefern essentielle Aminosäuren, die es dem Körper ermöglichen, komplette Proteine zu generieren. Die Verstoffwechslung dieser Eiweiße erfolgt ohne übermäßigen Energieaufwand. Noch leichter verwertbar als die pflanzlichen Proteine sind jedoch rohe tierische Proteine. Sobald das tierische Produkt erhitzt wurde, verändern sich die Eiweißstrukturen, so dass der Vorteil gegenüber den pflanzlichen Eiweißen komplett verloren geht. In der erhitzten Form bedarf die Verstoffwechslung dieser Eiweiße eine erhöhte Produktion von Stoffwechselenzymen. Allerdings reduziert genau diese Art von Eiweißen die Tätigkeit der Bauchspeicheldrüse, die diese Enzyme produziert.

Noch ein Punkt ist, dass eine fleischreiche Ernährungsweise in der Regel gleichzeitig auch sehr arm an basenbildenden Lebensmitteln ist, so muss der Körper zum Zwecke der Säurenneutralisation seine eigene Mineralstoffreserven zur Verfügung stellen. Dies führt leider zu einer Entmineralisierung des Körpers. In dessen Folge können sich unter anderem degenerative Erkrankungen wie Parodonose, Osteoporose und Arthrose entwickeln.

Mineralien, Spurenelemente, Ballaststoffe – sind diese wirklich notwendig und welche Aufgaben haben sie

Mineralstoffe haben im Körper verschiedene Aufgaben, zum Beispiel haben sie eine zentrale Funktion als Ladungsträger im Wasserhaushalt des Körpers. Sie übernehmen eine besonders wichtige Aufgabe, indem sie Skelettknochen und Zähne mineralisieren. Führt man dem Körper nicht ausreichend Mineralstoffe zu, so tritt ein Mineralstoffmangel ein. Bei übermäßiger Aufnahme hingegen können toxische Erscheinungen auftreten.

Ein weiteres Spurenelement ist Mangan es ist von essentieller Bedeutung für die menschliche Physiologie. Als wichtiger Bestandteil vieler Enzyme führt es zu einer Steigerung der Verwertung von Vitamin B1 und wird für Insulinproduktion und Cholesterinverarbeitung gebraucht.

Mineralstoffe sind wesentliche Baustoffe für den Stoffwechsel, das Wachstum und die Blutbildung im Körper. Sie wirken im Zusammenspiel zwischen Nerven und Muskeln und versorgen die Knochen, so sorgen für das allgemeine Wohlbefinden.

Viele Mineralstoffe im Periodensystem, sind an wichtigen Funktionen im Körper beteiligt. Da sie vom menschlichen Körper nicht selber hergestellt werden können, müssen sie über die Nahrung hinzugeführt werden. Normalerweise geschieht dies auch ganz automatisch. Allerdings gibt es gewisse Umstände die dazu führen, dass man bestimmte Mineralstoffe zusätzlich dem Körper zuführen muss. So ist z.B. Eisen ein Mineralstoff, der häufig in nicht ausreichender Menge im Körper vorhanden ist. Vor allem Frauen haben durch die Monatsblutung oft mit einem Eisenmangel zu kämpfen. Sie müssen dafür sorgen, dass der Eisenwert stabil bleibt. Auch in der Schwangerschaft braucht der Körper zusätzlich Eisen für die Versorgung des noch ungeborenen Kindes.

Eisen ist ein wichtiger Bestandteil des Blutes – er ist für seine Bildung sowie für Sauerstofftransport wichtig. Eisen können Sie besonders in den Lebensmitteln wie hochwertigem Fleisch, Eigelb, Wurst, Vollkorngetreideprodukten, Haferflocken und Hirse zu sich nehmen. Bei der zusätzlichen

Einnahme von Eisen sollten Sie bedenken, dass die gleichzeitige Aufnahme von Vitamin C die Aufnahme von Eisen begünstigt. Im Gegenzug hindern einige Lebensmittel, wie Koffein beispielsweise, die Aufnahme von Eisen. Weitere ebenfalls wichtige Mineralstoffe sind Natrium und Kalium, diese regulieren den Wasserhaushalt des Körpers.

Natrium ist für die Nerven- und Muskelfunktionen zuständig. Es ist in Kochsalz, Wurst, Käse, Brot und Pizza vorwiegend enthalten.

Kalium ist an der Übertragung der Nerven- und Muskelreize beteiligt. Lebensmittel wie Kartoffeln, Gemüse, Bananen, Trockenobst sowie Hülsenfrüchte enthalten diesen Mineralstoff in größerer Menge.

Calcium sorgt für schöne, feste Zähne und Knochen, er ist an der Blutgerinnung beteiligt und ist außerdem gut für das Nervensystem. Um diesen Bedarf ausreichend zu decken, sollten Sie genügend Milch, Joghurt, Käse und grünes Gemüse essen sowie calciumreiches Mineralwasser trinken.

Magnesium ist ebenfalls für einen gesunden Aufbau der Knochen zuständig sowie den guten Energiestoffwechsel und für die Enzym-, Nerven- und Muskelfunktionen. Lebensmittel wie Vollkornprodukte, Milchprodukte, grüne Gemüsesorten, Beerenobst, Orangen und Bananen enthalten eine höhere Menge Magnesium.

Phosphor ist ebenso für den Aufbau der Knochen sowie für das Stoffwechselgeschehen von hoher Bedeutung. In Milch, Käse, Fleisch, Wurst und Fisch ist Phosphor enthalten.

Jod ist für die Funktion der Schilddrüse von allerhöchster Bedeutung, der Mineralstoff ist für die Bildung des Schilddrüsenhormons verantwortlich. Dieser Stoff kommt besonders in Seefisch, Meeresfrüchten und Lebensmitteln die mit Jodsalz hergestellt werden vor.

Fluor ist wichtig für Zähne und Zahnschmelz und in Fisch, Getreide, Walnüssen, schwarzem Tee sowie Mineralwasser enthalten.

Selen sorgt für den Schutz der Körperzellen. Essen Sie ausreichend Leber, Fisch, Fleisch, Nüsse, Hülsenfrüchte und Getreide.

Zink ist wichtig für die Abwehrkräfte und die Wundheilung. Fleisch, Schalentiere und Käse enthalten den Mineralstoff.

Ballaststoffe kommen fast ausschließlich in pflanzlichen Lebensmitteln vor. Die Pflanzenfasern werden von uns Menschen nicht oder nur teilweise verdaut. Ballaststoffreiche Lebensmittel bewirken so einen langen Sättigungseffekt und erleichtern somit, das Körpergewicht zu halten oder zu senken. Darüber hinaus regen sie die Darmtätigkeit an und fördern dadurch die Verdauung. Beschwerden wie Verstopfung, Hämorrhoiden und Divertikulose kann so vorgebeugt werden. Zudem senkt eine hohe Ballaststoffzufuhr die Cholesterolkonzentration im Blut und wirkt sich positiv auf die Blutzuckerwerte aus. Eine hohe Zufuhr von Ballaststoffen kann also helfen, das Risiko für Übergewicht, Bluthochdruck, Herzinfarkt, Diabetes mellitus Typ2, Darmkrebs sowie Fettstoffwechselstörungen zu senken. Die Deutsche Gesellschaft für Ernährung e.V. empfiehlt deshalb 30 Gramm Ballaststoffe pro Tag als Minium für Jugendliche und Erwachsene.

Welche Kräuter und Gewürze zu einer gesunden Darmflora beitragen können

Kurkuma

Kurkuma ist das Gewürz, das die meisten Currymischungen gelb einfärbt. Doch auch in der traditionellen indischen Heilkunst Ayurveda spielt Kurkuma seit Jahrtausenden eine wichtige Rolle als Naturheilmittel mit reinigender und heilender Wirkung.

Kurkuma enthält bis zu fünf Prozent ätherische Öle, die sich günstig auf Magen- und Verdauungsprobleme auswirken. Forscher untersuchten außerdem, ob Kurkuma vorbeugend gegen Alzheimer eingesetzt werden kann. Und tatsächlich zeigten sich hier Erfolge. Auch das Risiko einer Krebs- oder Arthritiserkrankung kann das Gewürz mindern.

Kurkuma enthält Antioxidantien und schützt somit die Zellen, bekämpft freie Radikale und fördert die DNA-Regeneration. Dies kann sich vorbeugend positiv auf den Alterungsprozess auswirken. Einige Studien zeigten auch, dass Kurkuma nachweislich die Blutfettwerte senkt und den Zuckerstoffwechsel bei Diabetespatienten positiv beeinflusst.

Durch den Farbstoff Curcumin hat Kurkuma zudem entzündungshemmende Eigenschaften. Da vielen chronischen Erkrankungen eine Entzündung zugrunde liegt, kann der Verzehr von Kurkuma langfristig sehr positiv und präventiv wirken.

Bockhornklee
Bockshornklee steckt auch in den meisten Curry- und China-Würzmischungen. Schon früh erkannte man die Kraft der Samen: Hippokrates, Sokrates und sogar die alten Ägypter schätzten den Bockshornklee und seine Wirkung sehr.
Bockshornklee soll die Milchbildung bei stillenden Müttern fördern und dabei helfen, einen erhöhten Cholesterinspiegel zu senken. Zudem wird dem Kraut eine libidofördernde Wirkung zugesagt. Bockshornklee gehört zu den Kräutern und Gewürzen, die sich positiv auf den Blutzuckerspiegel auswirken. Das liegt zum Teil an dem Pflanzenprotein 4-Hydroxy-Isoleucin, welches unter anderem die Insulinausschüttung verbessern kann. Schon ein Gramm Bockshorn-

klee täglich kann den Blutzuckerspiegel dras-
tisch verbessern.

Pfefferminze

Die Heilkraft der meisten Kräuter und Gewürze
steckt in den ätherischen Ölen, so auch bei Pfefferminze: Minze enthält eine große Menge
des ätherischen Öls Menthol.

Das Menthol sowie die reichlich enthaltenen
Bitter- und Gerbstoffe wirken nachweislich
krampflösend, beruhigend und schmerzlin-
dernd, so dass Pfefferminze besonders gesund
für den Magen und Darm ist. Wenn Sie Pfefferminze äußerlich anwenden wirkt Pfefferminze
zum Beispiel auch bei Muskel- und Nerven-
schmerzen.

Pfefferminztee wird häufig bei Übelkeit und
Magenbeschwerden eingesetzt, doch wenn Sie
zu viel davon trinken kann der Verzehr kann
auch eine negative Reaktion hervorrufen.

Bei mehr als zwei bis drei Tassen täglich kann
das Menthol angegriffene Magenschleimhäute
reizen und führt dann erst recht zu Übelkeit.

Pfefferminzöl wirkt entspannend auf den Dickdarm und lindert so Schmerzen – besonders für
Reizdarmpatienten ist das von Vorteil. Zudem
kann es Blähungen lindern. Einige Studien zeig-

ten, dass Pfefferminzöl bei Schwangeren und postoperativen Patienten effektiv Übelkeit bekämpfen kann.

Zimt

Zimt ist ein beliebtes Gewürz, vor allem als Zutat in Backwaren und süßen Speisen. Zimt wirkt entzündungshemmend und, durch den Stoff Zimtaldehyd, antimikrobiell. Es enthält außerdem Antioxidantien und kann helfen, den Cholesterinspiegel und die Neutralfette im Blut zu senken.

Seine volle Kraft entfaltet Zimt in seiner Wirkung auf den Blutzuckerspiegel. In einer Studie zu Zimt stellten die Ärzte fest, dass sich regelmäßiges Würzen mit Zimt günstig auf den Zuckerstoffwechsel auswirkt. Denn Zimt ist in der Lage das Aufspalten der Kohlenhydrate im Verdauungstrakt verlangsamen und die Insulinempfindlichkeit verbessern. Eine weitere Studie zeigte, dass Zimt die Nüchternblutzuckerwerte von Diabetespatienten um zehn bis 29 Prozent senken kann. Dieser Effekt wird erreicht, wenn täglich ein halber bis zwei Teelöffel Zimt verzehrt wird.

Aber Vorsicht: Zu viel Zimt kann gefährlich werden. Nach Angaben des Bundesinstituts für

Risikobewertung löst der Aromastoff Cumarin bei einer kleinen Gruppe besonders sensibler Menschen Leberschäden aus, die sich allerdings bei entsprechender Behandlung wieder zurückbilden.

Dieses Gewürz sollten Sie also nur sparsam und in Maßen verwenden. Kleinkinder sollten die wöchentliche Menge von maximal 100 Gramm zimthaltiges Gebäck oder Frühstücksflocken mit Zimt essen nicht überschreiten.

Rosmarin

Auch Rosmarinwerden viele Heilkräfte zugesprochen. In der Volksmedizin kommt Rosmarin zum Beispiel als Medikament gegen Migräne, Rheuma und Verstauchungen zum Einsatz. Die aromatischen Blätter von Rosmarin wirken außerdem verdauungsfördernd und krampflösend. Die im Rosamarin enthaltenen ätherischen Öle regen die Durchblutung an.

Japanische Forscher schreiben der Rosmarinsäure in der Pflanze deutliche antiallergische Wirkungen zu. Außerdem wirkt sie antiviral, antibakteriell und antientzündlich. Der Gehalt an wirksamen Substanzen ist allerdings in getrocknetem Rosmarin um einiges niedriger als in frischen Blättern.

Enzian

Die Enzianwurzel weist mit 2 bis 3 % einen hohen Anteil an Bitterstoffen auf, womit ihr bitterer Geschmack zu erklären ist. Auch die enthaltenen Zuckerverbindungen wie Genianose und Gentiobiose können bitter schmecken. Zudem finden sich im Enzian 30 bis 55 % Kohlenhydrate wie Glucose und Fructose sowie ätherische Öle und gelbe Farbstoffe. Die Wurzel enthält außerdem unter anderem Gerbstoff, Gerbsäure, Zink, Inulin und   Schleim.

Aus der Enzianwurzel können Sie vor allem als Tee und Extrakt bzw. Tinktur verwenden. Die enthaltenen Bitterstoffe regen die Produktion von Gallenflüssigkeit, Magensäften und Bauchspeicheldrüsensaft an. Außerdem steigert der Enzian den Appetit und hilft gegen Völlegefühl und Blähungen. Zudem soll der Extrakt entzündungshemmend wirken und die Bewegung des Dünndarms steigern. In einer unkontrollierten klinischen Studie verbesserte der Enziantinktur die Verdauung von Fetten und Proteinen. Es bietet sich so also ideal für den Verzehr während der Darmsanierung an.

Zubereitung für Tee:

Für Tee übergießen Sie 1 Gramm Enzianwurzel (ca. ½ Teelöffel) mit siedendem Wasser. 5 bis 10 Minuten ziehen lassen und danach abseihen. Zur Appetitanregung trinken Sie den Tee eine halbe Stunde vor den Mahlzeiten und bei Verdauungsbeschwerden nach den Mahlzeiten eine Tasse mäßig warmen bzw. kalten Tee.

Ein **Kaltauszug** wird aus einem Gramm Enzianwurzel sowie 2 Glas Wasser in Zimmertemperatur hergestellt. Lassen Sie das Ganze 8 Stunden kalt ziehen und gießen Sie die Flüssigkeit durch ein Sieb. Den Kaltauszug eine halbe Stunde vor dem Essen trinken.

Eine **Tinktur** wird aus kleingeschnittener Enzianwurzel und Doppelkorn oder Weingeist hergestellt. Am besten lassen Sie den Ansatz in einer verschlossenen Flasche oder Glas zwei bis sechs Wochen ziehen. Danach wird er abgeseiht und Sie können davon dreimal täglich 10 bis 20 Tropfen vor dem Essen einnehmen.

Info

In Deutschland steht der Enzian unter Naturschutz und Sie dürfen ihn deshalb nicht in der freien Natur sammeln. Es gibt ihn aber als Tee oder Wurzel zu kaufen. Enzian sollten Sie nicht bei Geschwüren in Darm und Magen anwenden. Über den Tag sollten Sie nicht mehr als 2 bis 4 Gramm Enzianwurzel zu sich nehmen.

Löwenzahn

Im Löwenzahn sind auch Bitterstoffe, Schleimstoffe enthalten. Aber auch Phytosterole, Gerbstoffe, Cumarine, Carotinoide, Triterpene und Flavonoide. Die Wurzel enthält Inulin, wobei der Gehalt im Herbst bis auf 40 % ansteigen kann. Zudem liefert die Pflanze Vitamin C sowie zahlreiche Mineralstoffe wie Kalium, Magnesium und Phosphor. Des Weiteren ist der der Löwenzahn sehr eiweißreich. Es ist also keineswegs nur ein „Unkraut" sondern eine sehr nahrhafte Pflanze, die schon früher häufig aufgrund von ihren Eigenschaften verzehrt wurde.

Wirkung:

Der Löwenzahn hat eine kraftvolle Wirkung auf sämtliche Verdauungsorgane. Er wirkt krampflösend sowie appetitanregend und steigert die Sekretion des Magensaftes. Außerdem hilft er bei

Störungen des Gallenflusses und bei allgemeinen Verdauungsbeschwerden wie Völlegefühl und Blähungen. Sehr gerne wird Löwenzahn auch in einer Frühjahrskur eingesetzt, wo er die Ausscheidung von Schlacken und Giften beschleunigt.

Sie können also den Löwenzahn mit in Ihren Ernährungsplan einfließen lassen. Die enthaltenen Bitterstoffe regen zudem die Tätigkeit der Leber an, die ja bekanntlich ein wichtiges Entgiftungsorgan ist. Durch seine allgemein entzündungshemmende Wirkung kann der Löwenzahn auch im Darm und den anderen Verdauungsorganen hilfreich sein. Eine Löwenzahnkur kann zudem unterstützend eingesetzt werden, um der Bildung oder Vergrößerung von Gallensteinen entgegenzuwirken. Vom Löwenzahn können Tee, die frischen Blätter im Salat, der Wurzelextrakt oder auch der Presssaft genutzt werden.

Verzehrbeispiel

Für Löwenzahntee verwenden Sie ein bis zwei gehäufte Teelöffel vom getrockneten Kraut samt Wurzel und übergießen die Pflanzenteile mit 200 ml kochendem Wasser. Etwa 10 bis 15 Minuten ziehen lassen und abseihen. Jeweils morgens und abends eine Tasse frischen Tee trinken.

Einen frischen Presssaft können Sie selbst mit einem geeigneten Entsafter oder einer Graspresse aus gesammelten Löwenzahnblättern herstellen. Heraus kommen sollten dabei 50 Milliliter Saft, den Sie dreimal täglich ca. eine halbe Stunde vor den Mahlzeiten langsam trinken. Natürlich gibt es Löwenzahnpresssaft auch zukaufen. Achten Sie hier auf Bioqualität, schonende Herstellung und ein möglichst reines Produkt ohne überflüssige Zutaten.

Auch mit Löwenzahnextrakt können Sie eine Kur durchführen. Entsprechende Produkte gibt es zu kaufen. Verwenden Sie diese entsprechend der Anleitung. Allgemein können Sie einen viertel Teelöffel in den Mund nehmen, gut einspeicheln und dann schlucken. Wenn Ihnen das zu bitter ist, können Sie den Extrakt auch in Wasser, Smoothie oder Kräutertee einnehmen.

<u>Info</u>
Eine Kur mit Löwenzahn sollte zwischen vier und sechs Wochen dauern. Wenn Sie das Ganze gut vertragen, können Sie es regelmäßig wieder-

holen. Es lohnt sich zudem, die frischen Blätter zu sammeln und in Salaten zu verzehren. Denn auch so kommen Sie an die wertvollen Inhaltsstoffe und positiven Wirkungen

Beifuß
Die wichtigsten Inhaltsstoffe des Beifußes sind Bitterstoffe. Vor allem die Sesquiterpenlactone – sowie das ätherische Öl, das vor allem aus Cineol, Thujon und Kampfer besteht. Enthalten sind außerdem Gerbstoffe, Cumarine, Flavonoide und Triterpene. Auch Vitamine und Inulin sind im Beifuß enthalten.

Wirkung:
Der Beifuß hilft bei Appetitlosigkeit, Verdauungsschwäche, Gallenleiden, Krämpfen und Blähungen. Zudem vertreibt er Würmer und wirkt antibakteriell aber auch bei Verstopfungen oder Übelkeit kann die Pflanze hilfreich sein. In der Volksmedizin werden sowohl die Blätter als auch die Wurzeln verwendet.
Fettreiche Speisen würzen Sie am besten mit frischem oder getrocknetem Beifuß. Denn damit verbessern Sie deren Bekömmlichkeit und Verdaulichkeit. Bekannt ist er als Gewürz von Gänsebraten, passt aber auch in Suppen, zu Fleisch

und den entsprechenden Soßen, zu Käse, Fisch und Pilzen.

Für Beifußtee verwenden Sie 1 bis 1,5 Teelöffel des Krautes und übergießen dieses mit 250 ml gekochtem und leicht abgekühltem Wasser. Lassen Sie den Tee 3 bis 5 Minuten ziehen und geben Sie ihn dann durch ein Sieb. Den Beifußtee trinken Sie dreimal täglich vor den Mahlzeiten.

Info
Beifuß ist eine recht stark wirkende Heilpflanze. Deshalb sollten Sie nach zwei Wochen mit der Anwendung eine Pause von drei bis vier Wochen machen. Da der Beifußtee wehenfördernd sein kann, sollten Schwangere ihn nicht trinken.

Kamille
Kamillenblüten enthalten bis zu 1,5 Prozent blaues ätherisches Öl (Bisabolol, Chamazulen) enthalten. Zudem finden sich in der Pflanze Cumarine, Flavonoide, Terpene, Polysaccharide und Schleimstoffe.

Wirkung
Die ätherischen Öle wirken im Zusammenspiel

mit weiteren Inhaltsstoffen der Kamille, vor allem entzündungshemmend, desinfizierend und krampflösend. Das kommt daher, dass die Pflanzenwirkstoffe bestimmte Enzyme hemmen, die für die Bildung von Prostaglandinen zuständig sind. Kamillenblüten sind also vielseitig einsetzbar und eben auch für die Verdauungsorgane überaus hilfreich. Kamillentee hilft bei Durchfall sowie Bauch- und Magenkrämpfen, indem er eine Entspannung der Muskulatur an diesen Körperstellen bewirkt. Außerdem kann Kamille die Heilung eines vorhandenen Magengeschwürs beschleunigen. Es entsteht durch eine übermäßige Produktion des Verdauungsenzyms Pepsin, die von den Kamillenblüten in natürliche Bahnen zurückgelenkt wird. Auch bei einer akuten Magenschleimhautentzündung kann die Pflanze beruhigend sein. Kamillentee neutralisiert zudem die Magensäure und beruhigt überreizte Magennerven. Auf diese Weise kann er erfolgreich bei Erbrechen eingesetzt werden.

Bei einer Kur mit Kamillentee trinken Sie einen Monat lang mehrere Tassen warmem Tee pro Tag in kleinen Schlucken. Zur Zubereitung gegen Magen-Darmbeschwerden überbrühen Sie zwei Teelöffel Kamillenblüten (ca. 2 Gramm) mit 200 ml siedend heißem Wasser. Danach 10 Minuten zugedeckt ziehen lassen und abseihen.

Da beim Tee kein geringer Teil des ätherischen Öls in den Kamillenblüten zurückbleibt, kann eine Therapie mit einem standardisierten Auszug hilfreicher sein. Halten Sie sich bitte an die Dosierungs- und Anwendungsempfehlungen des Herstellers.

Info
Wenn Sie Kamillenblüten verwenden, achten Sie bitte auf die Arzneiqualität der Blüten. „Normaler" Kamillentee aus dem Supermarkt liefert meist nicht die notwendige Wirkstoffkonzentration. Manchmal kann es bei der Anwendung von Kamille zu Wechselwirkungen mit anderen Arzneimitteln kommen.

Trinken - das A und O

Wenn Sie auch zu den Leuten gehören, die sich Gedanken um Ihre Ernährung machen, sollten Sie nicht Ihre Trinkgewohnheiten vergessen und diese auch einmal genauer unter die Lupe nehmen. Denn die meisten Erwachsenen trinken zu wenig. Wenn Sie auf das Durstgefühl warten bis Sie etwas trinken, haben Sie oft bereits schon einen Flüssigkeitsdefizit.

Der Mensch kann mehrere Wochen ohne Nahrung überleben, aber höchstens fünf bis sieben Tage, ohne zu trinken.

Deshalb ist es für Ihre Gesundheit sehr wichtig das richtige und ausreichend am Tag zu trinke. Das Durstgefühl entsteht erst, wenn der Körper mehr als 0,5 Prozent seines Gewichts in Form von

Wasser verloren hat.

Der menschliche Körper besteht zu etwa zwei Dritteln aus Wasser. Es dient zum einen als Transportmittel für beispielsweise Blut, Harn und Schweiß, zum anderen als Lösungsmittel für fast alle enthaltenen Stoffe in der Zelle.
Wasser regelt außerdem die Temperatur des Körpers, indem es dem Organismus durch Verdunstung an der Körperoberfläche Wärme entzieht. Unser Körper scheidet täglich große Mengen an Flüssigkeit aus, zur Aufrechterhaltung eines optimalen Flüssigkeitsniveaus müssen diese Verluste immer wieder ausgeglichen werden.

Ein Teil des Flüssigkeitsbedarfes wird durch die Nahrung gedeckt, aber da dies nur ein Teil ist sollten Sie zusätzlich etwa zwei Liter Wasser pro Tag trinken.
Zwar kann der Körper bis zu einem gewissen Maß einen Wassermangel durch Konzentrationsprozesse ausgleichen, doch dann schadet ein Flüssigkeitsdefizit dem menschlichen Organismus.
Der gesamte Körper wird schlechter versorgt, die Gehirnleistung und Konzentrationsfähigkeit lassen nach.

Bei Flüssigkeitsmangel steigt außerdem die Gefahr von Nierensteinerkrankungen, Harnwegsinfektionen oder Verstopfungen.

Haut und Schleimhäute trocknen ebenfalls aus – Viren und Bakterien haben dann ein leichteres Spiel, in den Körper zu gelangen.

Wissenschaftliche Untersuchungen ergaben, dass ein Wasserverlust von bereits zwei Prozent des Körpergewichts die Leistungsfähigkeit deutlich beeinträchtigt.

Klassische Symptome bei Wassermangel:

- Kopfschmerzen
- Übelkeit
- Mundtrockenheit
- Durstgefühl
- Appetitlosigkeit

Deshalb sollten Sie vor allem während der Darmsanierung, darauf achten genügend Wasser zu sich zu nehmen umso den Abtransport der Schlacken und Giftstoffe zu erleichtern. Trinken Sie währenddessen kohlenfreies Wasser. Je mehr Sie trinken, desto besser kann Ihr Körper entgiften.

Zusätzlich zu den Säften wären zwei Liter Wasser pro Tag ideal.

Weshalb ausreichende Bewegung auch für den Darm von großer Bedeutung ist

Sie sollten nicht vergessen, sich ausreichend zu bewegen. Egal ob sie eine Darmsanierung durchführen oder nicht. Bewegungsmangel gehört mit zu den größten Feinden die unser Darm hat.

Denn Ihr Darm ist gut durchblutet und die Nahrung wird schneller weitertransportiert, wenn Sie sich ausreichend bewegen. Auch Darmmassagen sind sehr wirkungsvoll, das wirkt ausgleichend auf das Nervensystem, diese Massage wird oben beschrieben.

Es ist allerdings nicht verwunderlich, dass die Menschen sich immer weniger bewegen. Die Zahl der Jobs, die im Sitzen ausgeführt werden, nimmt zu, die meisten Wege werden per Auto oder Bus erledigt. Als erste Gegenmaßnahmen lohnt es sich auf Lifte und Rolltreppen zu verzichten, stattdessen die Treppe zu benutzen und geringe Distanzen zu Fuß zurückzulegen. Wer hingegen Aktivität in sein Leben lässt, profitiert in mehrfacher Hinsicht.

Bewegungsmangel und langes Sitzen kann Verstopfung und Blähungen zur Folge haben. Doch dabei bleibt es leider nicht, denn wenn der Nahrungsbrei zu lange für die Durchquerung des Darms braucht, sind schädliche Stoffe länger im Darm und es können auch Abbauprodukte entstehen, die nicht oder nur schlecht wegtransportiert werden können. In weiterer Folge kommt es zu Staus bei Lymphen und Gewebeflüssigkeiten. Übergewicht infolge von Bewegungsmangel geht meist mit höheren Insulinwerten einher, die sich ebenfalls auf die Schleimhäute des Dickdarms auswirken. Experten führen auch die Entstehung von Darmtumoren unter anderem auf Bewegungsmangel zurück.

Regelmäßige Bewegung zahlt sich also in vielen Hinsichten aus. Sie spornt den Darm zu Höchstleistungen an. Denn bei körperlicher Anstrengung auf hoher Intensität wird der Sympathikus aktiviert, der einerseits den Blutdruck und den Herzschlag erhöht, andererseits die Verdauungsorgane hemmt.

Gleichzeitig wird aber bei lockeren Läufen im Grundlagenbereich der Parasympathikus aktiviert und somit die Durchblutung des Darms verbessert und die Zeit die die Nahrung benötigt, um den Darm zu durchqueren nimmt ab. Das ist letztendlich auch der Grund, warum sportliche Menschen selten mit Verstopfung, Blähungen oder Völlegefühl zu kämpfen haben.

Richtiges Training:
Neben viel Bewegung im Alltag wäre ein sanftes Ausdauertraining für die Darmmuskulatur ideal. Sportarten
wie Radfahren, Schwimmen, Laufen oder Walken sind ideal. Aber auch eine Stunde flottes Gehen regt den Darm an. Hochleistungssport wiederum ist eher kontraproduktiv. Durch den dabei entstehenden Stress werden Verdauungsstörungen sogar begünstigt.

Beim Sport selbst sind folgende Punkte zu beachten:

• 2 Stunden Pause vor dem Training: In den 2 Stunden vor dem Training sollten Sie nicht übermäßig viel trinken und auch die letzte Nahrungsaufnahme sollte davor erfolgen.

• Kleine Schlucke: Beim Sport selbst sollten Sie lieber häufiger und in kleinen Schlucken trinken anstatt große Mengen auf einmal zu sich zu nehmen.

• Auf zuckerhaltige Getränke verzichten: Getränke mit hohen Konzentrationen von Kohlenhydraten sollten Sie beim Training ebenfalls meiden, da diese Durchfall auslösen können. Viele der üblichen Sportgetränke enthalten reichlich Fructose (Fruchtzucker) die bei sensiblen Menschen zu Problemen führen kann.

Doch nicht nur Ausdauertraining ist gut, um den Darm anzuspornen. Übungen für Bauch- und Beckenbodenmuskulatur massieren ihn sanft und regen ebenfalls die Verdauung an. Neben klassischen Bauchmuskelübungen für die geraden und schrägen Bauchmuskeln wie Sit-ups, Crunches oder Twists sind auch nachfolgende Übungen hilfreich. Einige davon, wie etwa der

Storchengang, können auch zwischendurch in einer Büropause gemacht werden.

- <u>Radfahren im Liegen:</u> Legen Sie sich in Rückenlage auf den Boden und strecken Sie Ihre Beine in die Luft. Dann fangen Sie an in der Luft mit den Beinen Radfahrbewegungen machen.
- <u>Wippe:</u> Legen Sie sich wieder in Rückenlage auf den Boden, ziehen Sie Ihre Beine zum Körper ran und ziehen Sie Ihre Arme eng zum Körper. Den Kopf sollte Sie anheben und dann wie eine Wippe leicht vor und zurück schaukeln.
- <u>Storchengang:</u> Stellen Sie sich auf ein Bein, das andere Bein heben Sie an und ziehen es eng zum Körper, so dass der Oberschenkel Bauch und Brust berührt. Diese Position halten Sie für einige Sekunden. Wiederholen Sie diese Übung mehrmals pro Seite.

Wie geht es weiter

Zusammenfassend lässt sich also sagen, dass eine Darmreinigung/-sanierung für jeden Menschen eine überaus sinnvolle Maßnahme ist, seinen Körper von jeglichen Schadstoffen und Schlacken zu befreien. Egal ob Sie eine Abnahme Ihres Körpergewichts oder eine generelle Entgiftung, auch in Form der Leber-und Lymphreinigung, erzielen möchten.

Wie sagt man so schön? „Du bist was du isst." Denn genauso ist es, nehmen Sie minderwertige Produkte zu sich, begünstigt dies eine zunehmende Verschlechterung des allgemeinen Wohlbefindens. Auch, wenn Sie von einer Belastung Ihres Körpers vielleicht nichts merken, Ihr Körper wird es Ihnen in verschiedener Art und Weise danken.

Nehmen Sie sich also vor, etwas mehr auf die Lebensmittel zu schauen und zu gucken, was in ihnen drin ist und woher sie kommen.

Bauen Sie zudem in Ihrem Alltag Fitnessübungen ein. Anfänglich wird es vielleicht etwas lästig sein, aber bleiben Sie am Ball! Bekanntermaßen dauert es 21 Tage lang um eine Gewohnheit aufzubauen. Sie werden sich besser und fitter fühlen, Ihr Immunsystem wird sich steigern und so wird Ihnen eine Einfache Erkältung nicht mehr so schnell aus der Bahn werfen.

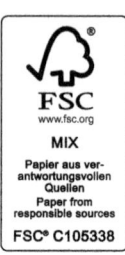

Herstellung und Verlag:
BoD – Books on Demand, Norderstedt
ISBN: 9783749497836

© Mirabella Konketn 2019
1. Auflage
Kontakt: Büromüsli UG/ Berumer Str. 44/ 26844 Jemgum
Covergestaltung: Katja Larsson
Coverfoto: depositphotos.com
E-Mail: info@inselliebe-verlag.de